QUÉ PASA CUANDO
Una persona que amo que amo tiene cáncer

Escrito e ilustrado por
SARA OLSHER

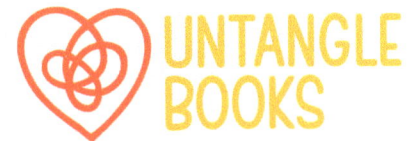
UNTANGLE BOOKS

¡Hola, mi nombre es Mia!

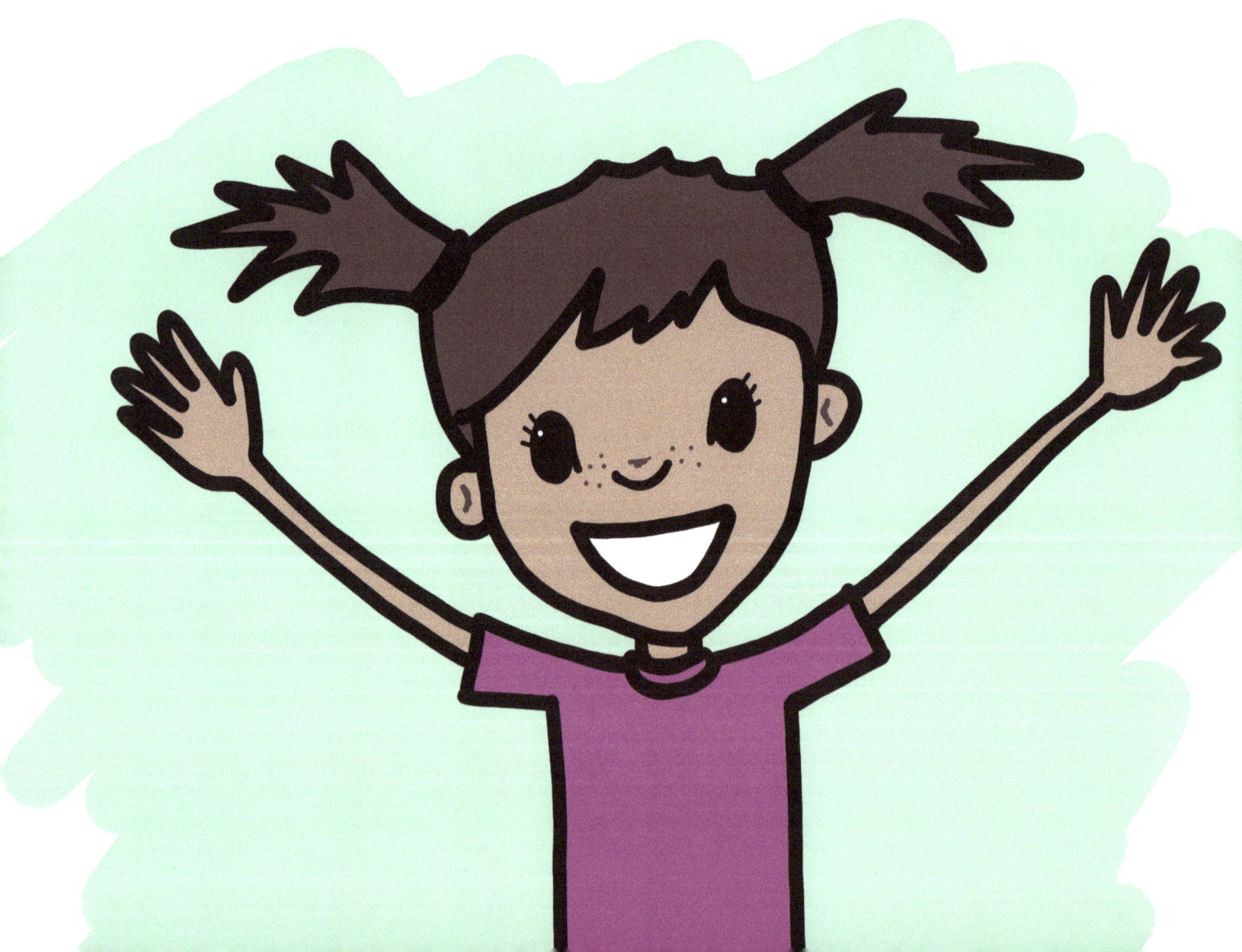

Y este es Stuart.
Stuart se siente bien cuando él sabe qué
es lo que va a pasar cada día.

(En realidad, **todos** nos sentimos bien cuando
sabemos qué va a pasar - ¡incluso los adultos!)

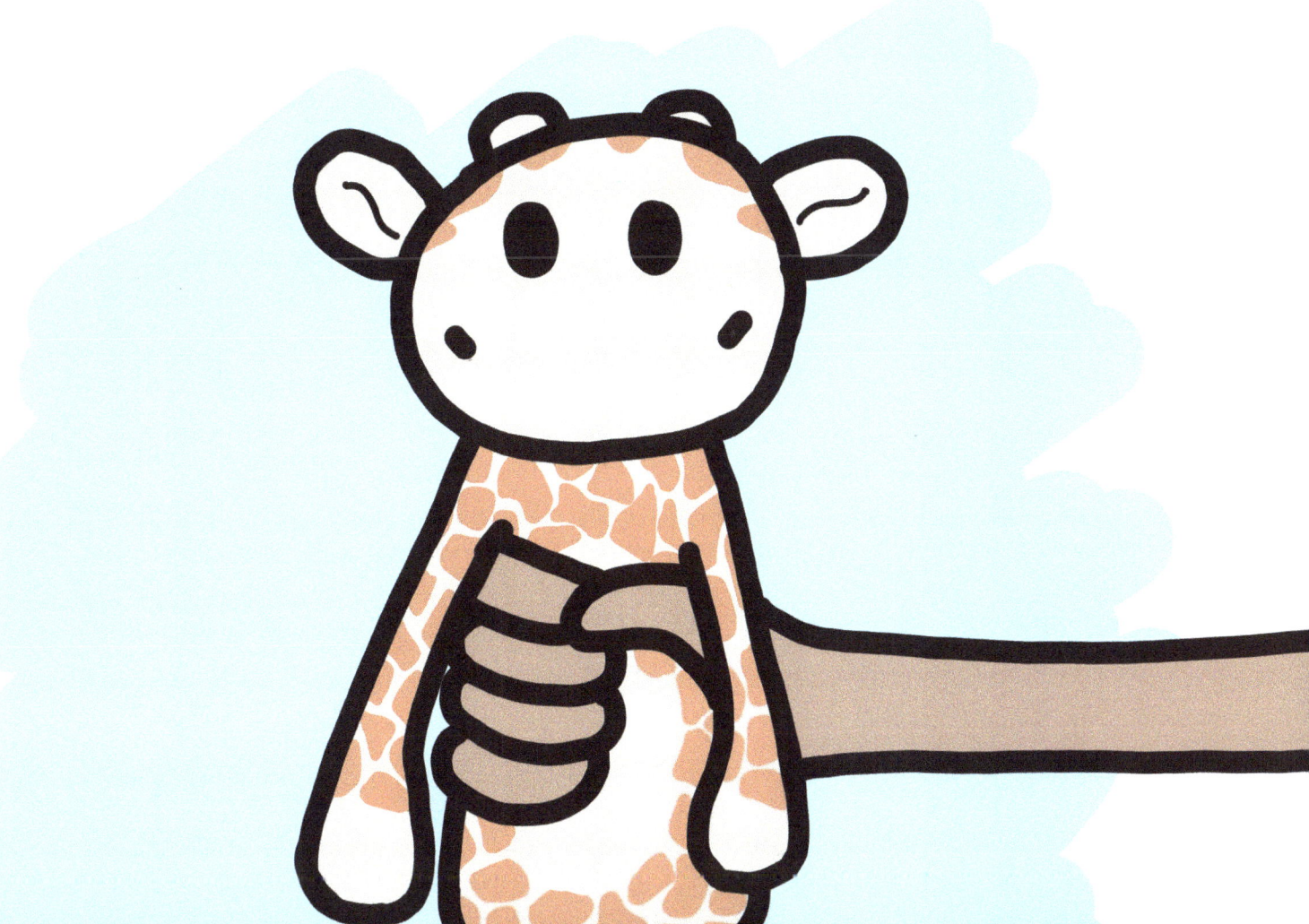

Muchas veces hacemos las mismas cosas en las mañanas. Nos despertamos.

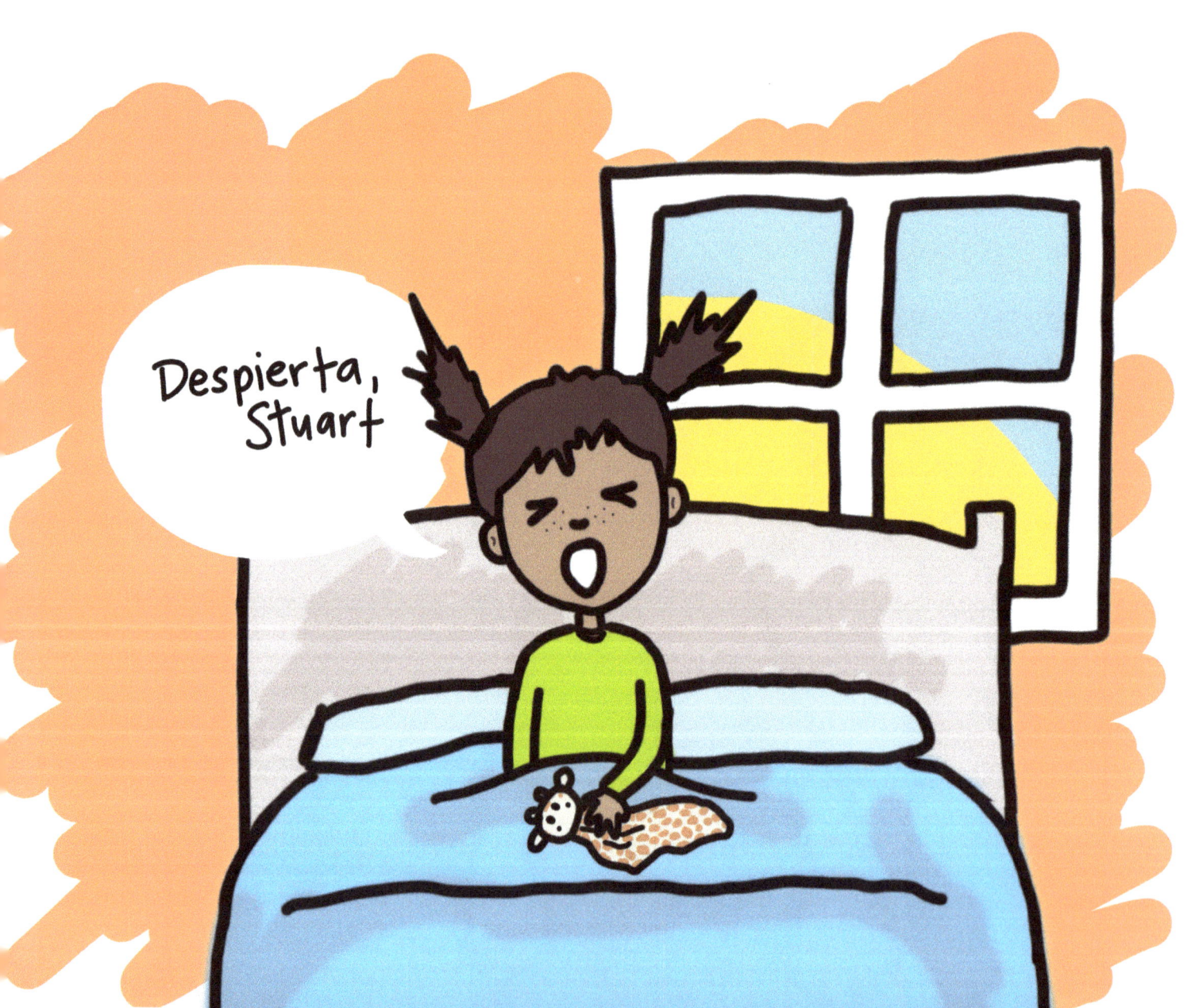

Desayunamos.
(A mi me gustan las manzanas.
Stuart solo come insectos.)

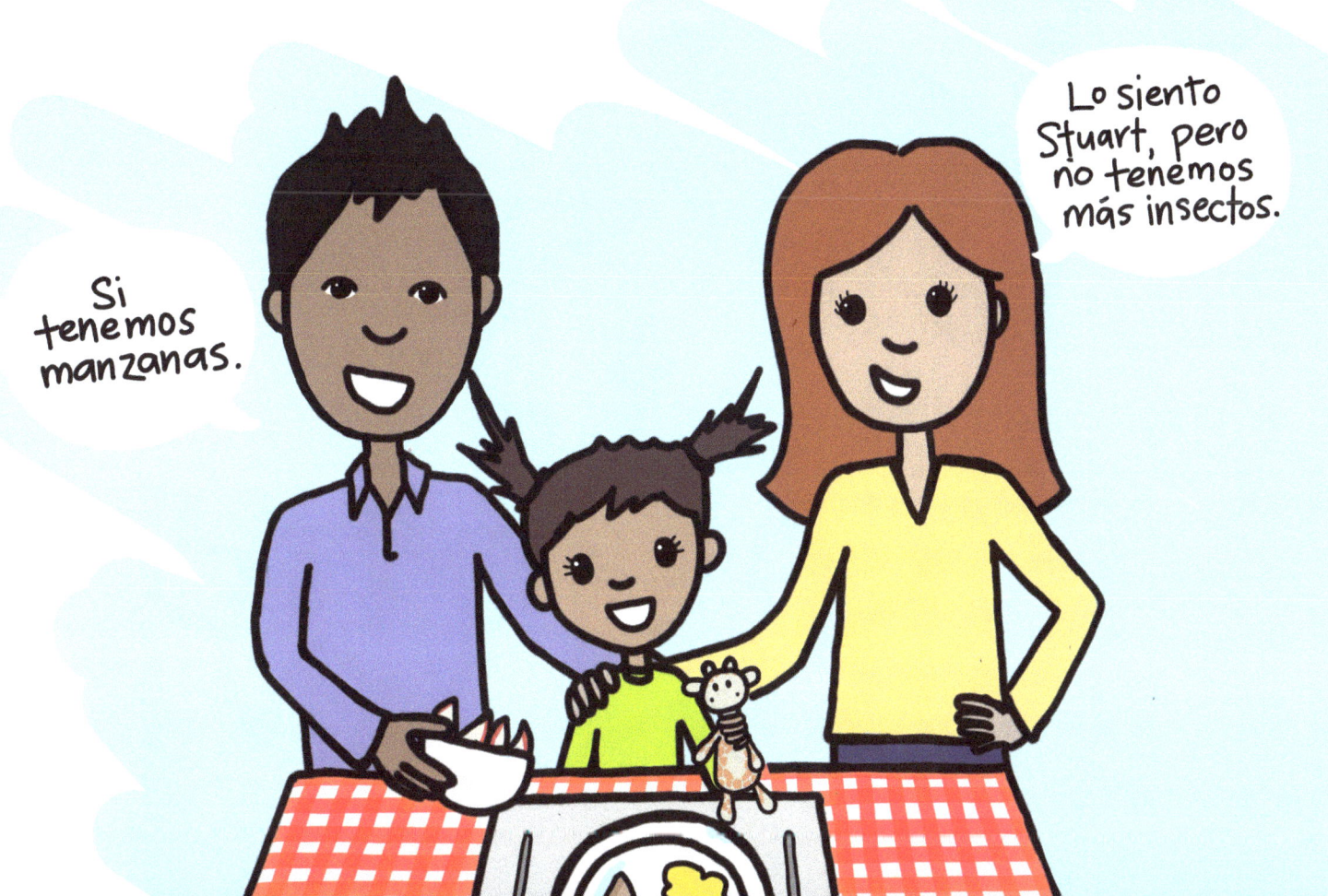

Normalmente, nuestras noches son las mismas también.
Nos lavamos los dientes.

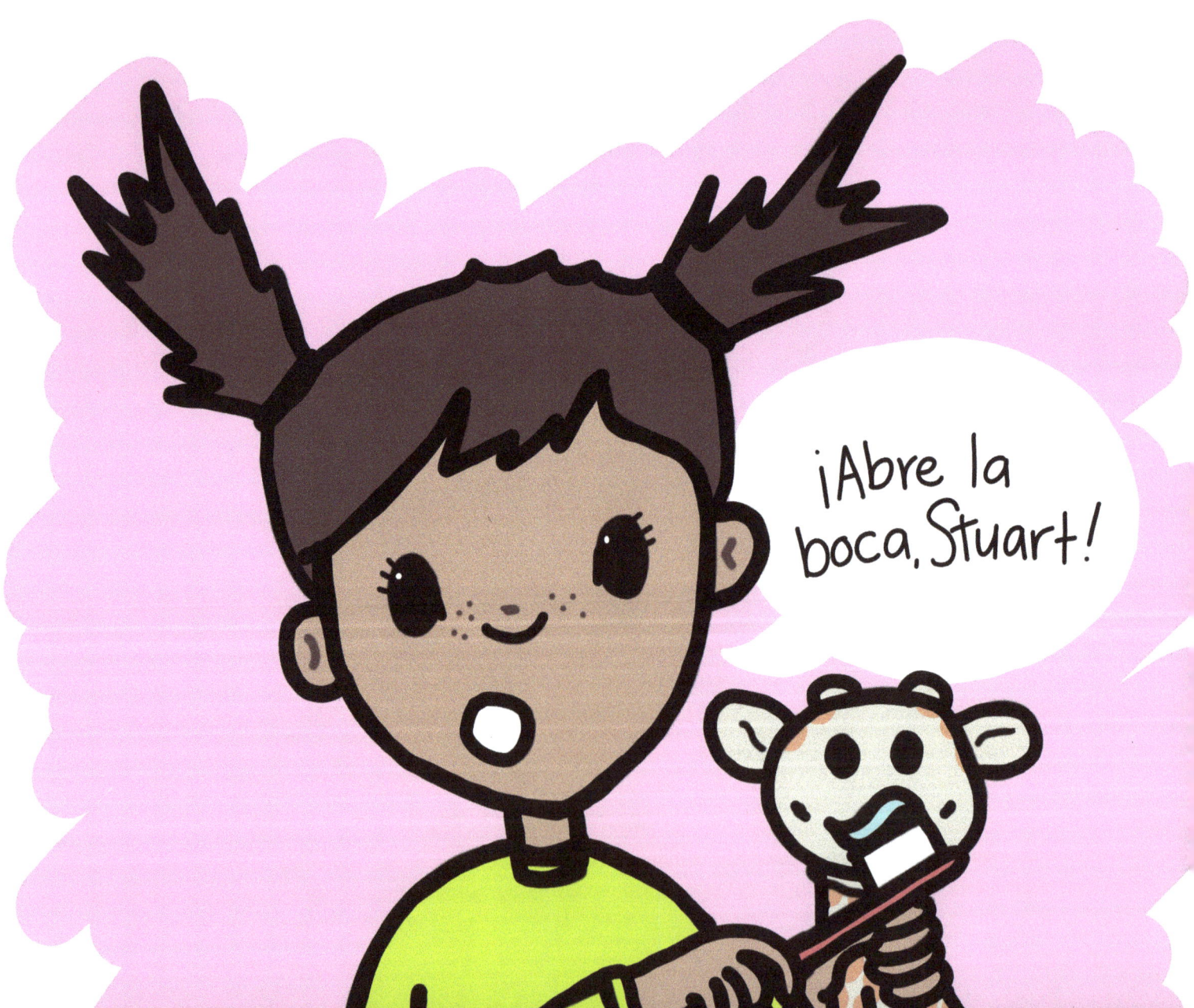

Nos ponemos nuestras pijamas y nos vamos a la cama.
Cada día termina cuando nos vamos a dormir.

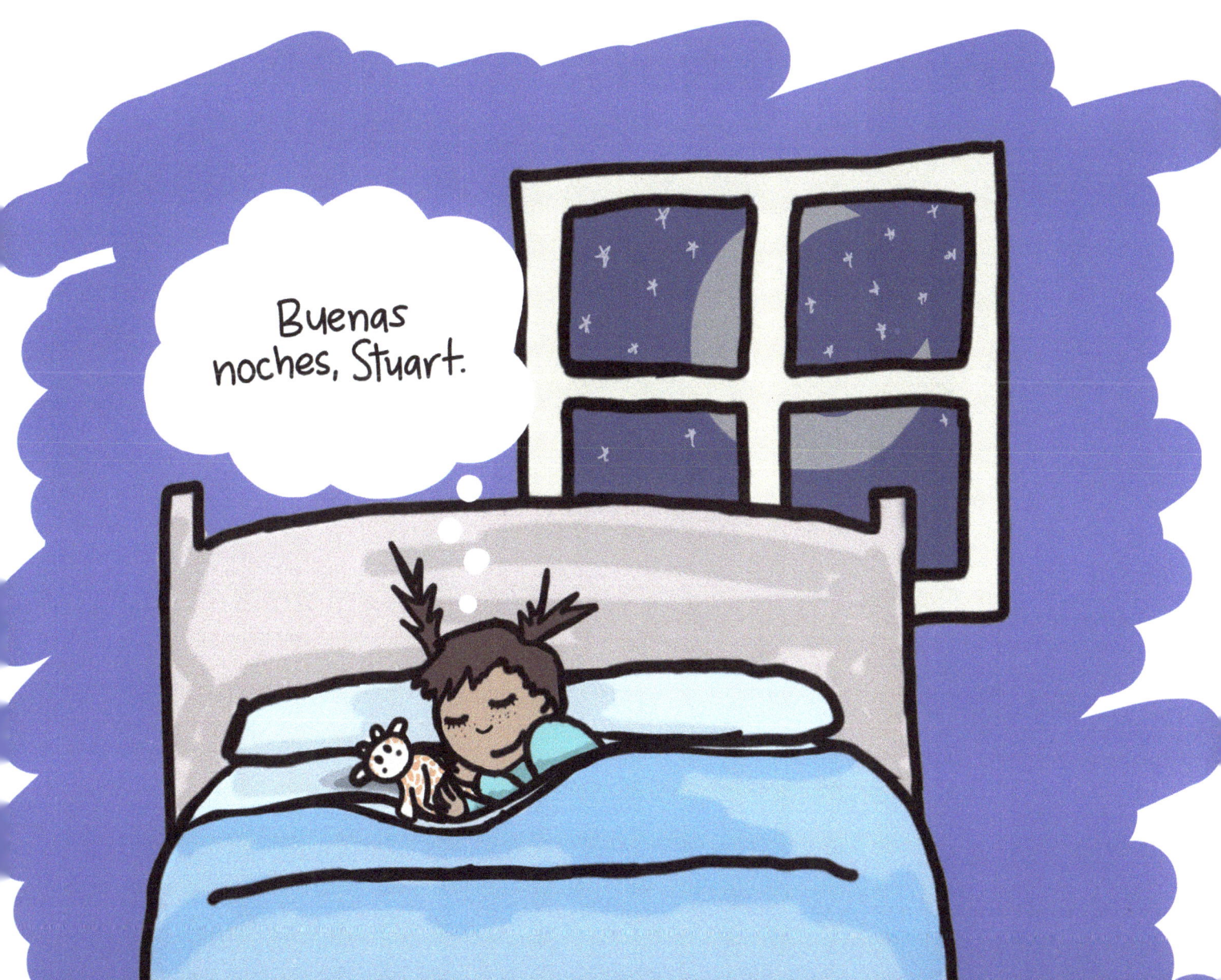

Pero nuestros días pueden ser diferentes.

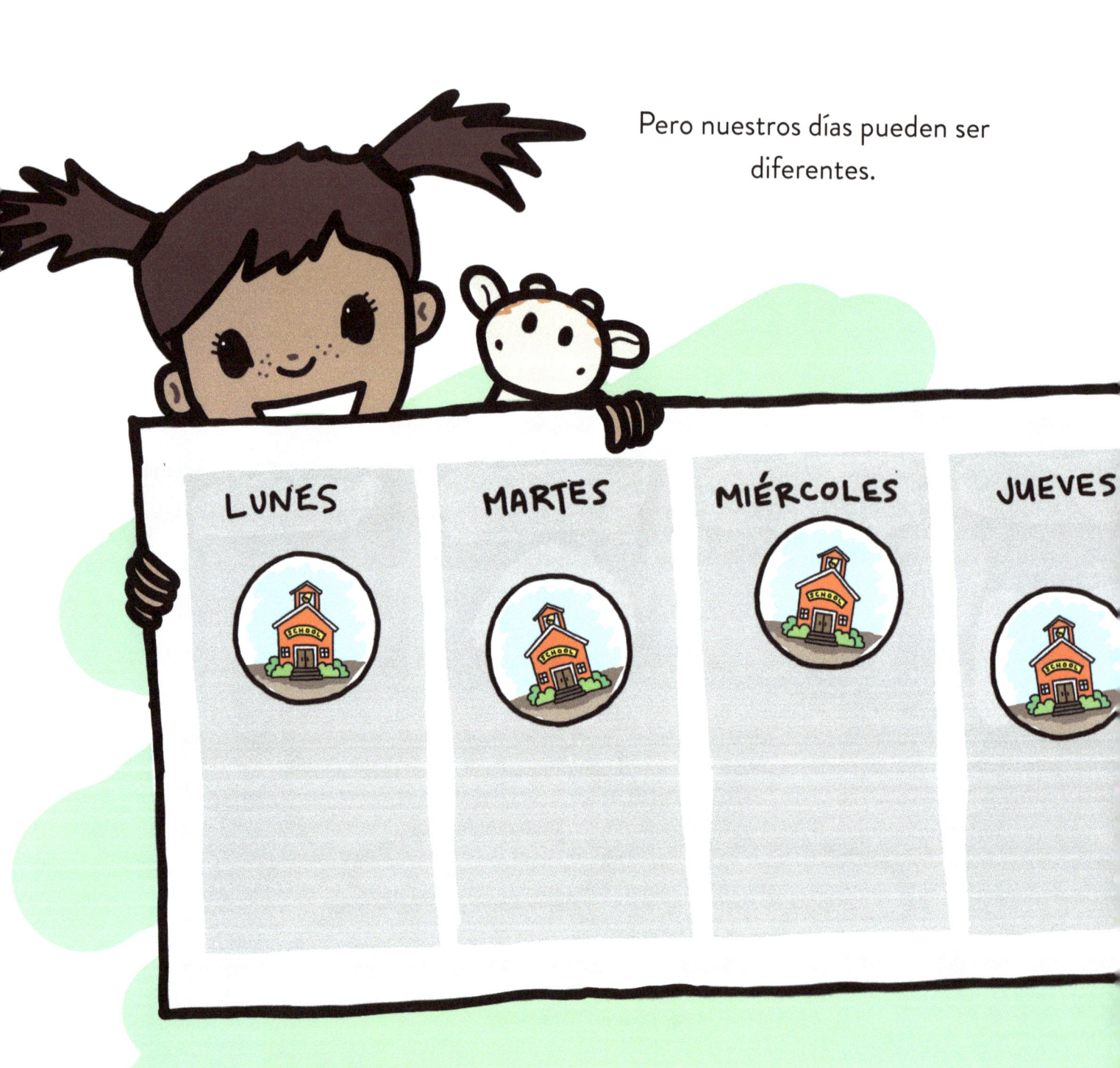

Algunos días vamos a la escuela, y otros días es fin de semana.

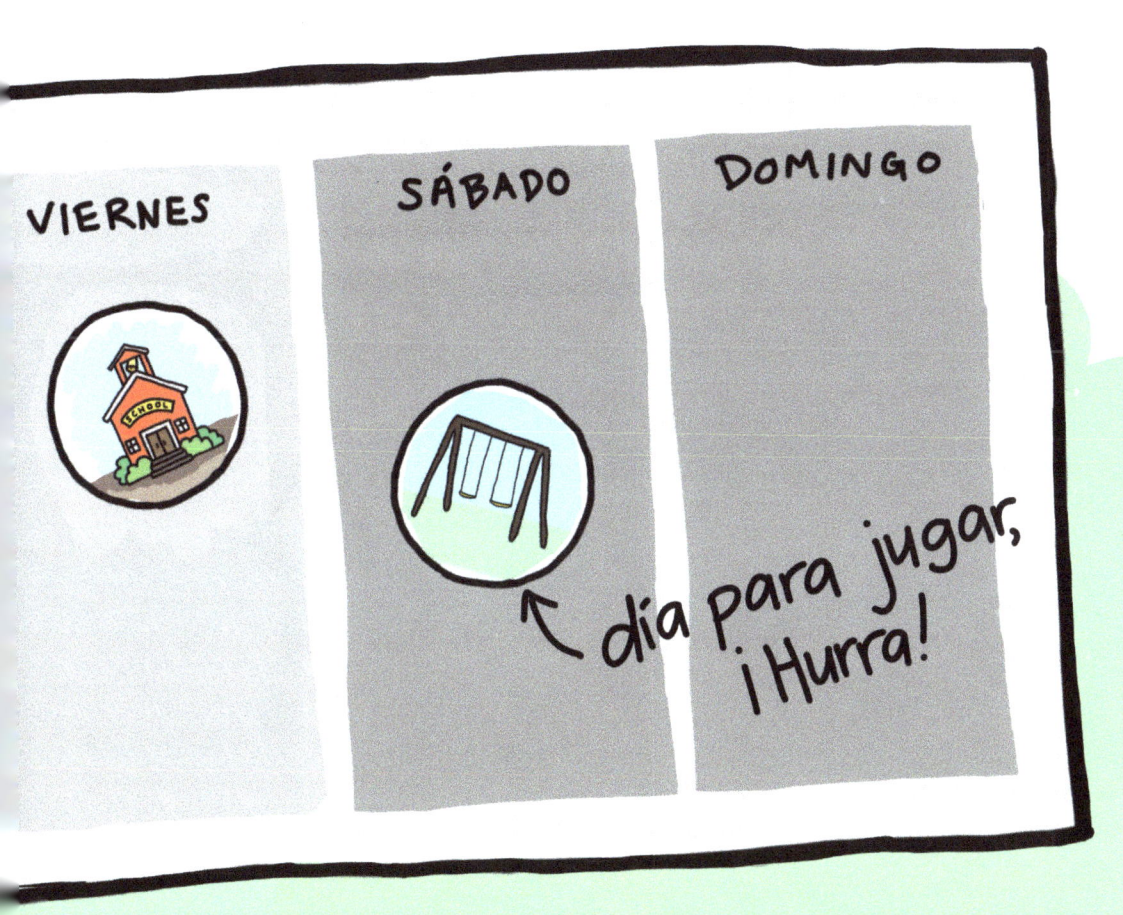

Cuando algo grande cambia, lo que
hacemos cada día también puede cambiar.
Stuart quiere saber qué pasa cuando alguien que amamos tiene **cáncer**.

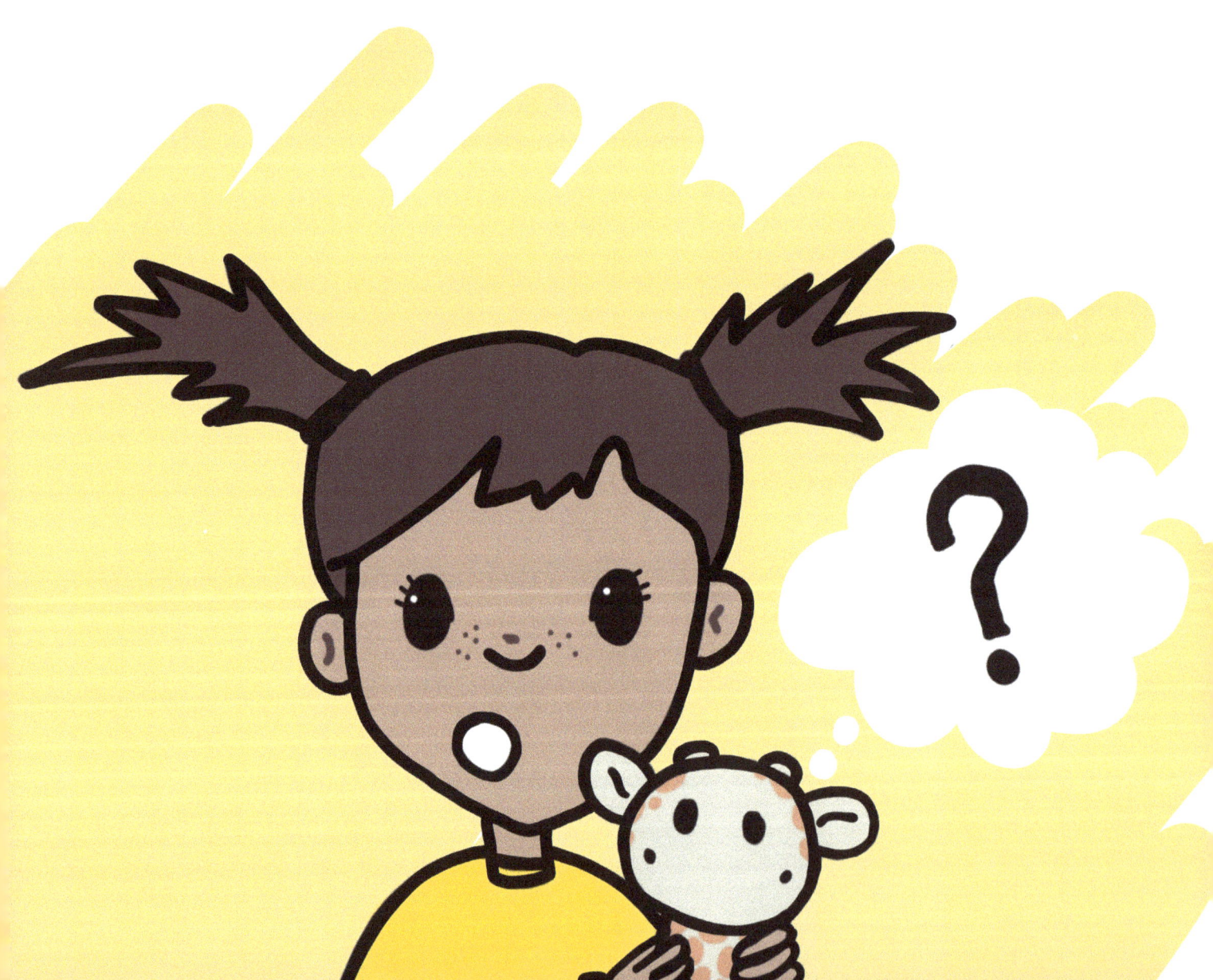

Pero él realmente no comprende qué es el cáncer. ¿Y tú?
El cáncer es como una enfermedad, pero
no se puede contraer como se contrae un resfriado.
¡Así es como funciona!

Cada ser vivo está formado por pequeños individuos llamados **células**.

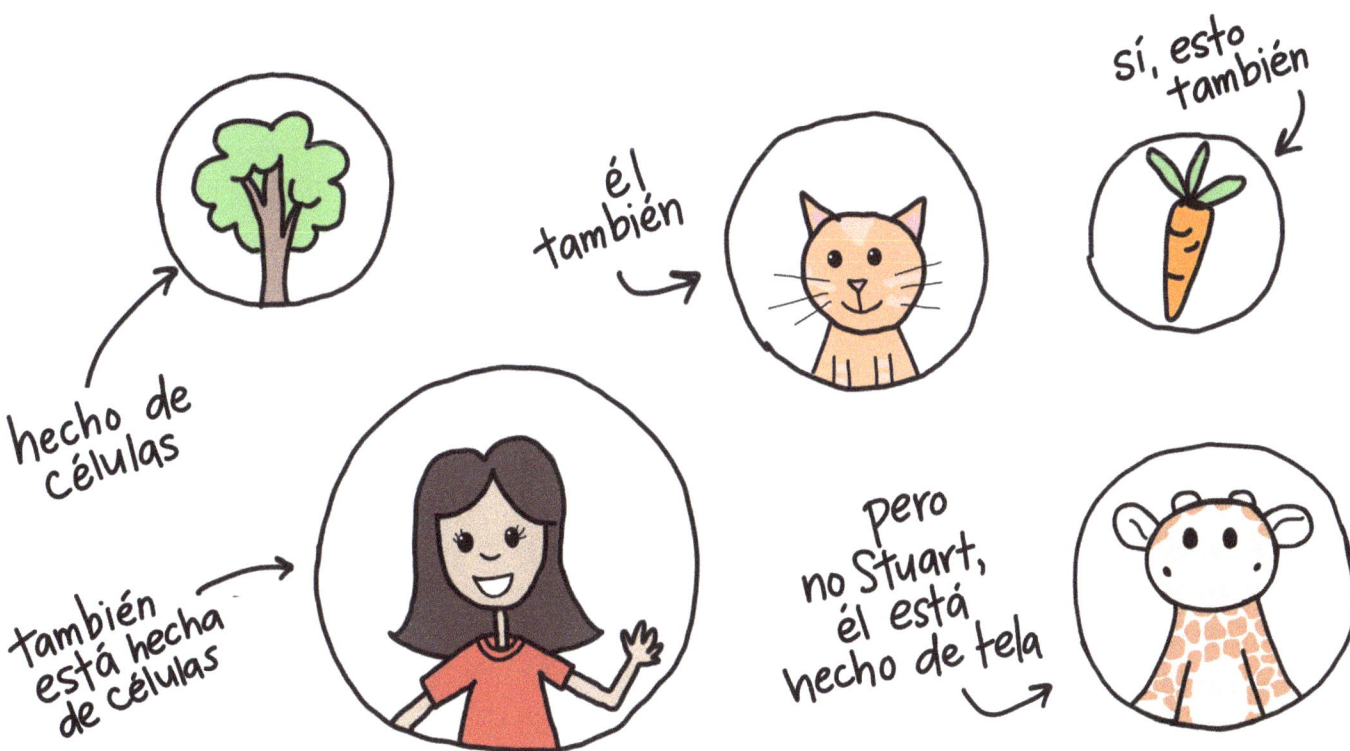

Las células son como bloques, pero se juntan solas.
Una cosa realmente interesante de las células es
que una célula puede convertirse en dos células
cuando quiera. (Guau, ¿verdad?)

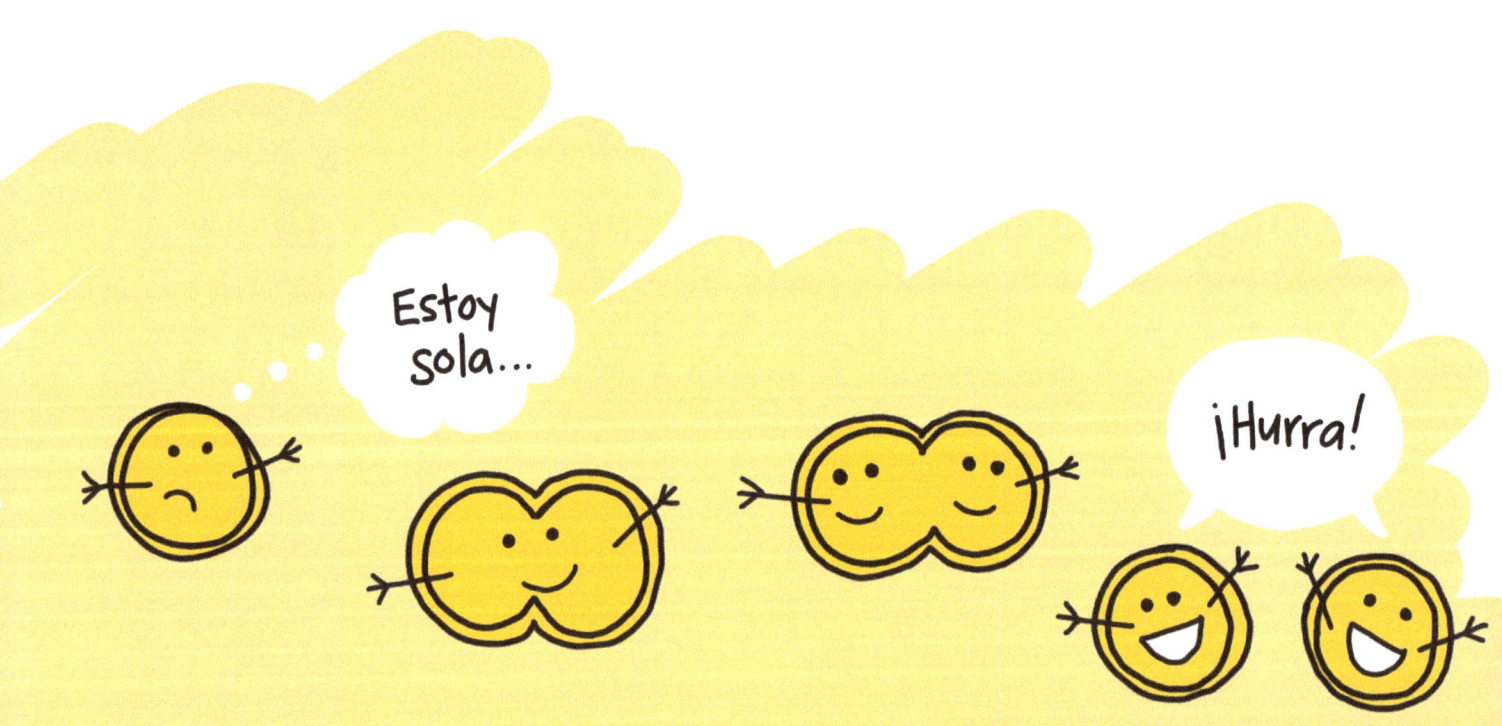

Eso significa que las células pueden construirse y construirse y construirse.
¡Es como construir con LEGO y nunca quedarse sin bloques!

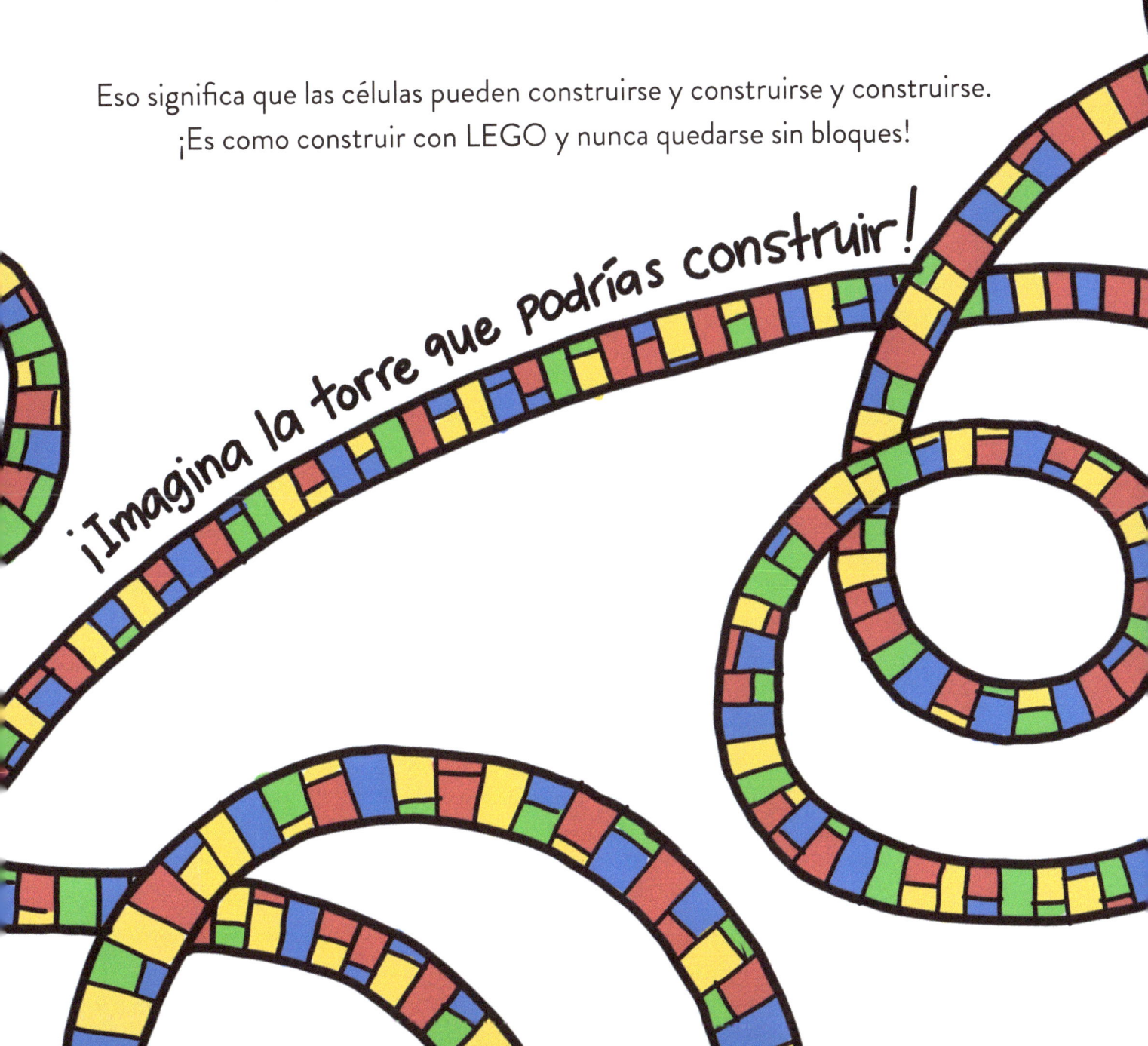

¡Imagina la torre que podrías construir!

Cada célula tiene un trabajo.
Juntas construyen partes del cuerpo y luego les dicen cómo trabajar.
¡Hacen que los corazones latan, las piernas caminen, los pulmones respiren y mucho más!

Las células son muy amables.
Se dan espacio para trabajar y dejan de producir nuevas células cuando tienen suficiente para hacer un trabajo.

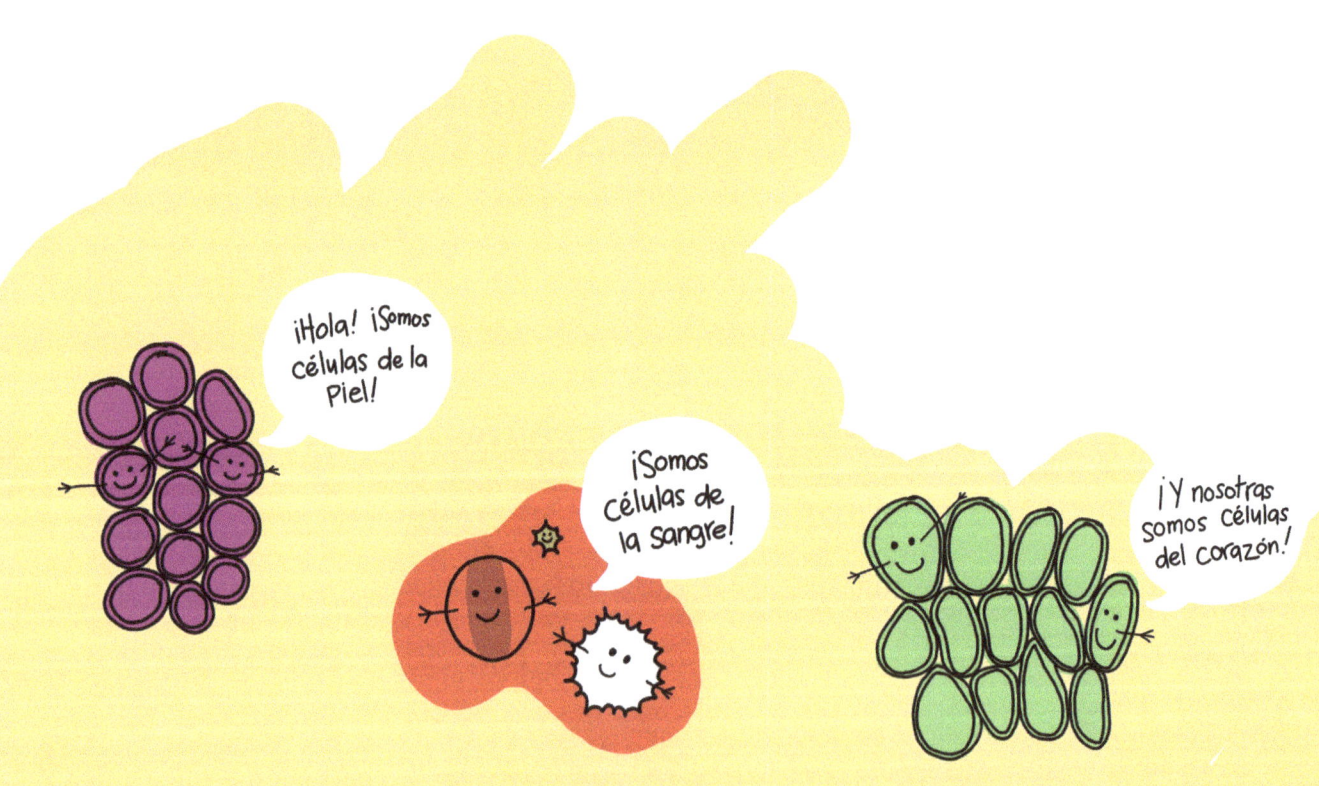

Pero a veces se produce una célula descompuesta.
Se ve rara, actúa raro y no sabe cuál es su trabajo.
Lo único que recuerda es cómo hacer más células.

Nadie hizo que esta célula se descompusiera.
¡No fue nada que la persona comió o hizo mal! A veces, las células se descomponen.

Y una o dos células descompuestas no es gran cosa,
porque nuestras células sanas pueden deshacerse de ellas.
Pero a veces las células sanas no ven a las células descompuestas ...

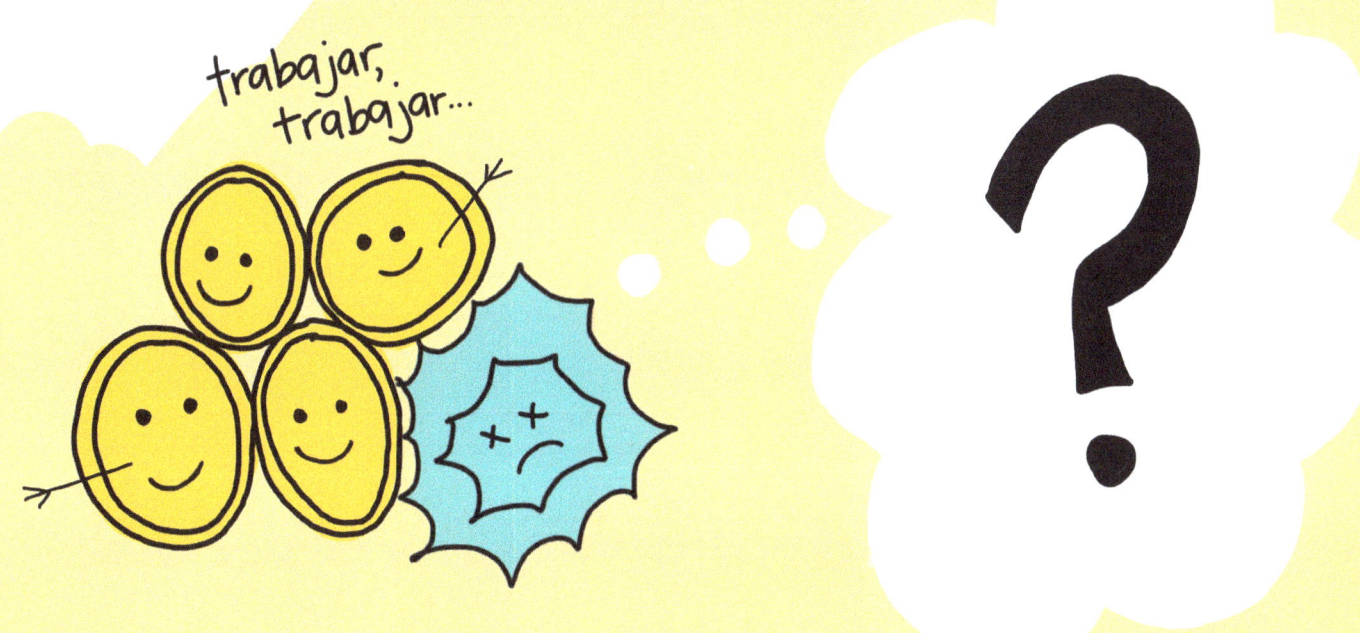

... y las células descompuestas siguen produciendo más y más células descompuestas, cada vez más rápido.

Al pasar del tiempo, se convierte en un gran lío.

Este enorme lío de células descompuestas se llama cáncer.

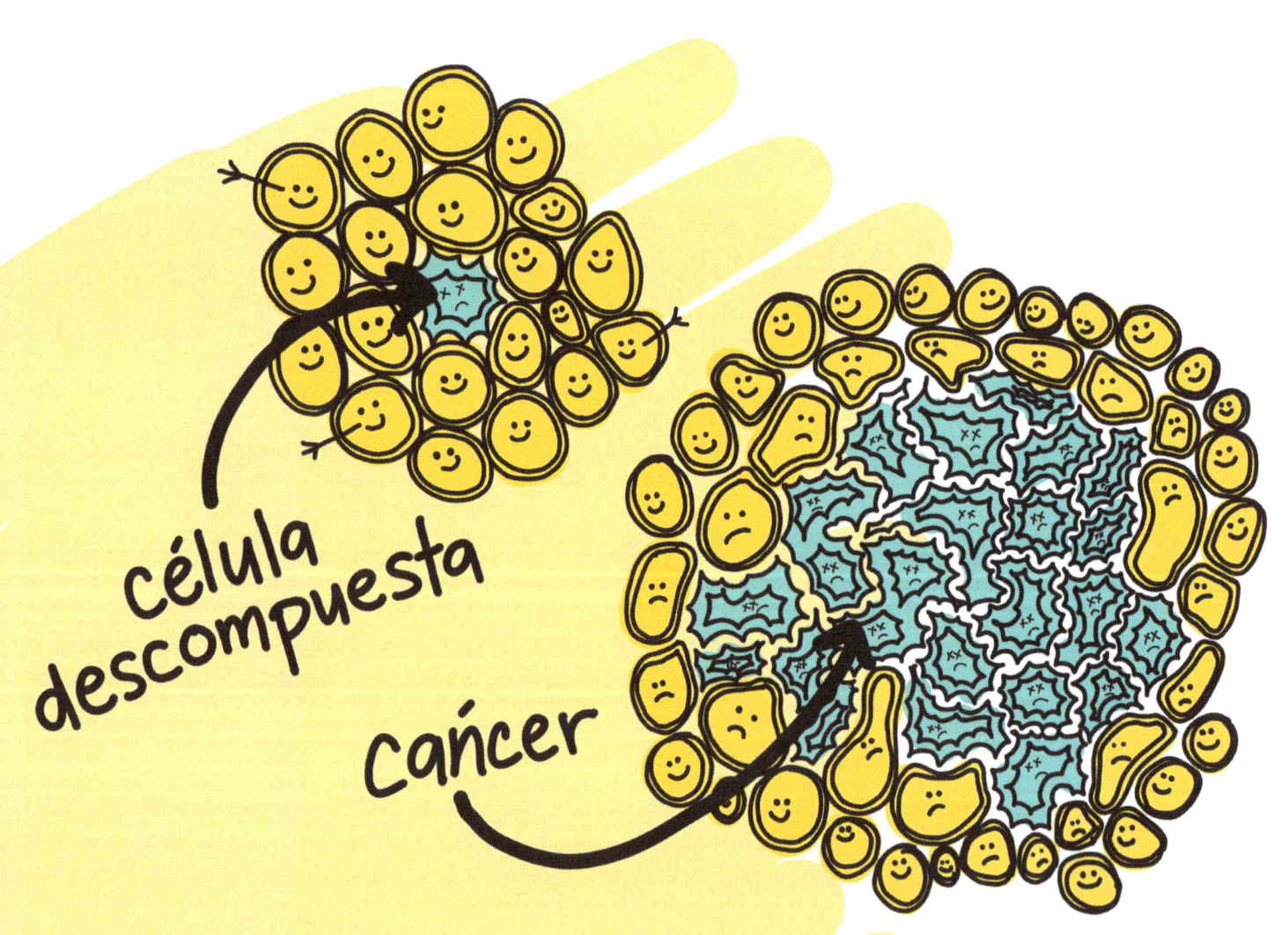

célula descompuesta

cáncer

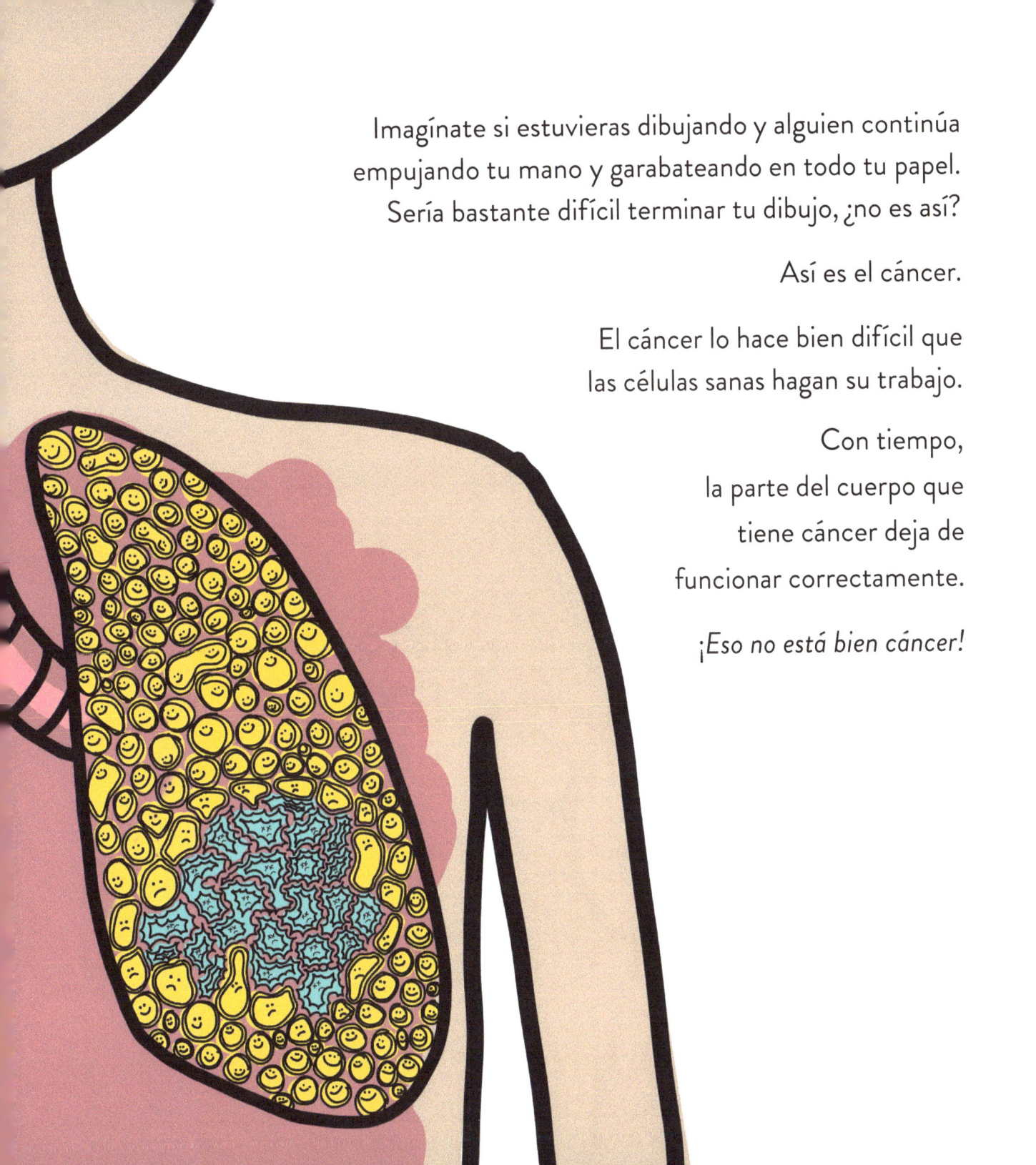

Imagínate si estuvieras dibujando y alguien continúa
empujando tu mano y garabateando en todo tu papel.
Sería bastante difícil terminar tu dibujo, ¿no es así?

Así es el cáncer.

El cáncer lo hace bien difícil que
las células sanas hagan su trabajo.

Con tiempo,
la parte del cuerpo que
tiene cáncer deja de
funcionar correctamente.

¡Eso no está bien cáncer!

Cuando nuestras células sanas están rodeadas de cáncer, no pueden hacer su trabajo. Y si no pueden hacer su trabajo, es posible que nuestros cuerpos no funcionen bien. Entonces, cuando alguien encuentra cáncer en su cuerpo, definitivamente quiere sacarlo.

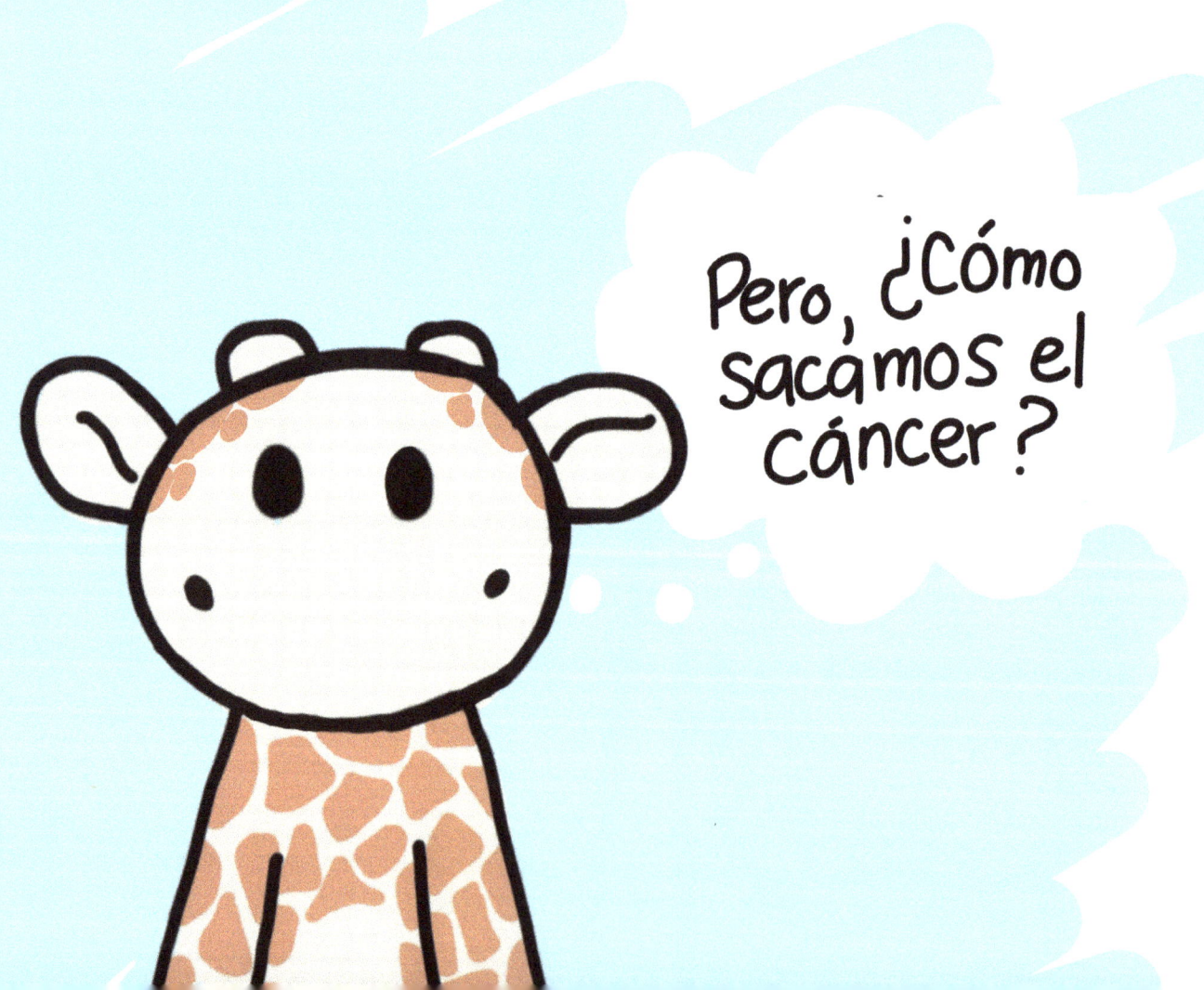

Pero, ¿Cómo sacamos el cáncer?

Para sacar el cáncer, algunas veces los doctores tienen que hacerle una cirugía a la persona.

Esto significa que los doctores tienen que poner a la persona a dormir en el hospital, después cuidadosamente sacan las células descompuestas con un pequeño cuchillo.
La persona no siente nada durante la cirugía.

Esto puede significar que la persona no va a estar en su casa por unos días porque estará en el hospital.

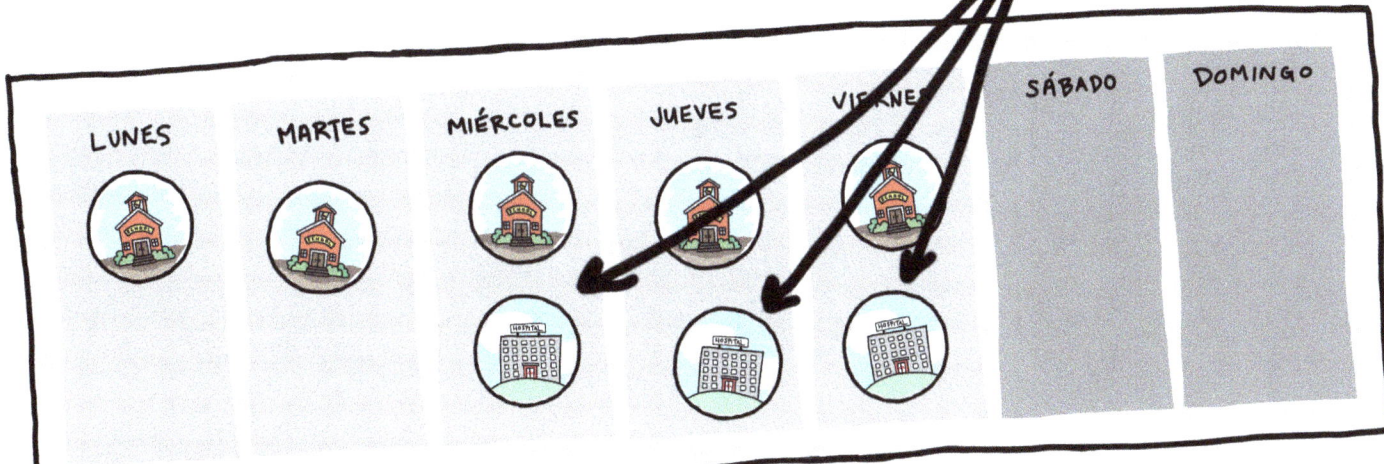

Algunas veces, los doctores usan una máquina grande para eliminar las células cancerosas con un rayo de calor llamado radiación, y todas desaparecen.

Para recibir la radiación, la persona se acuesta en una mesa mientras una máquina envía los rayos. La persona irá al doctor para recibir radiación todos los días (excepto los fines de semana) durante muchas semanas.

La radiación no duele, pero la piel de la persona puede enrojecerse, como una quemadura de sol, y la persona también puede sentirse cansada.

Ambas cosas desaparecen rapidamente después de que termine la radiación.

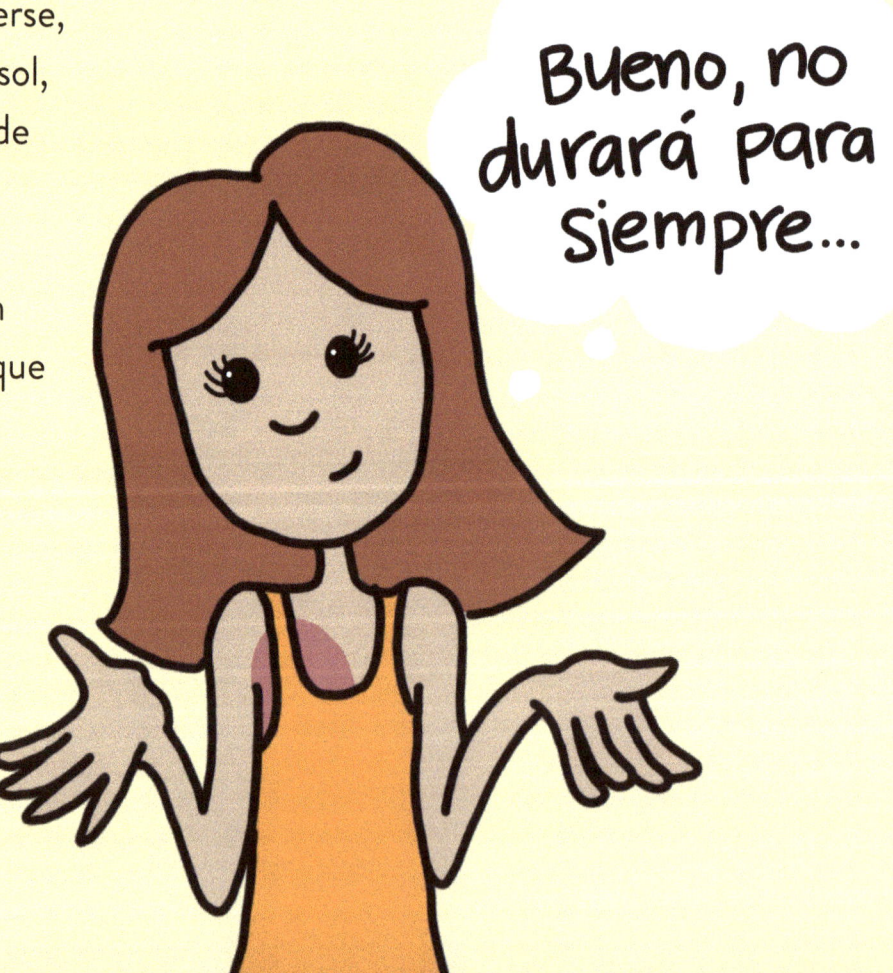

Bueno, no durará para siempre...

Los doctores también pueden darle a la persona un medicamento llamado quimio. El medicamento de quimio elimina el cáncer, pero también hace algunas cosas que no son divertidas.

Una cosa que hace que es un poco extraña y tal vez chistosa y también triste: esto puede hacer que a la persona se le caiga el cabello, por lo que quedan totalmente calvos hasta que terminen con el quimio.

También hace que la persona se sienta cansada o enferma durante mucho tiempo. No pueden correr, ni saltar, ni jugar como estaban acostumbrados.

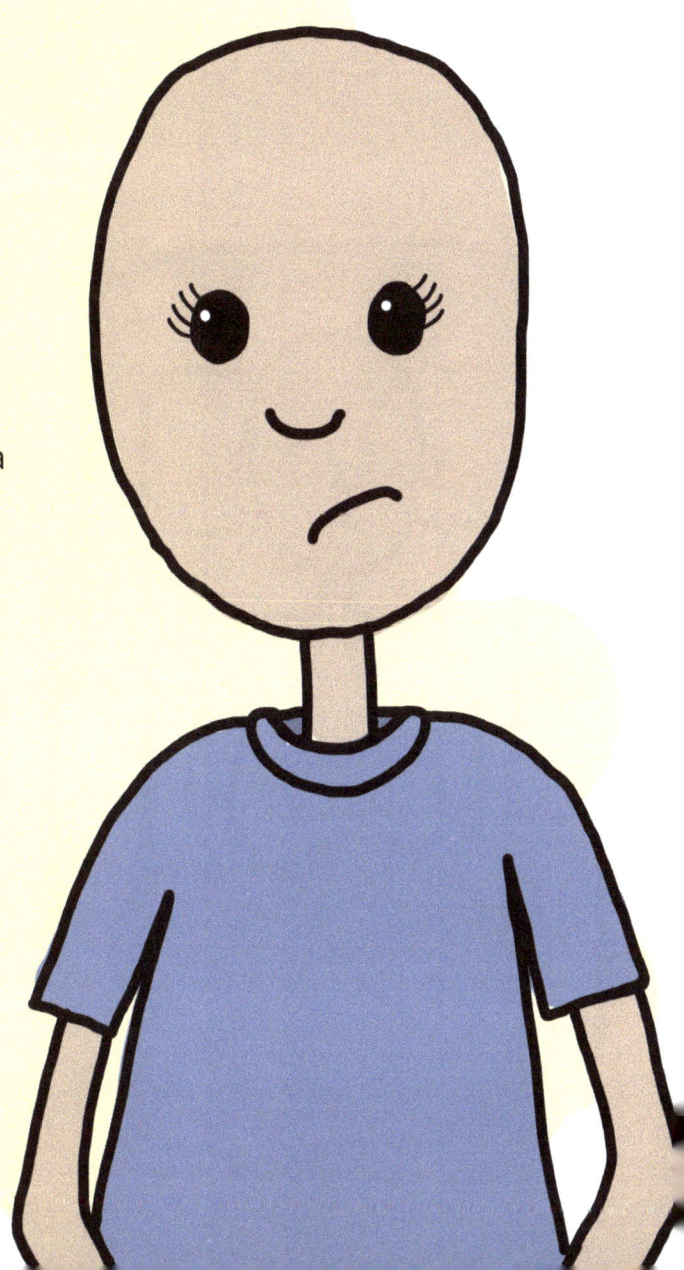

Para recibir quimio, la persona va a una cita médica especial y se sienta en una silla durante unas horas mientras el medicamento entra en su cuerpo.

A veces ellos van todas las semanas, y a veces, van menos seguido.

De cualquier manera, ellos usualmente reciben quimio durante varios meses.

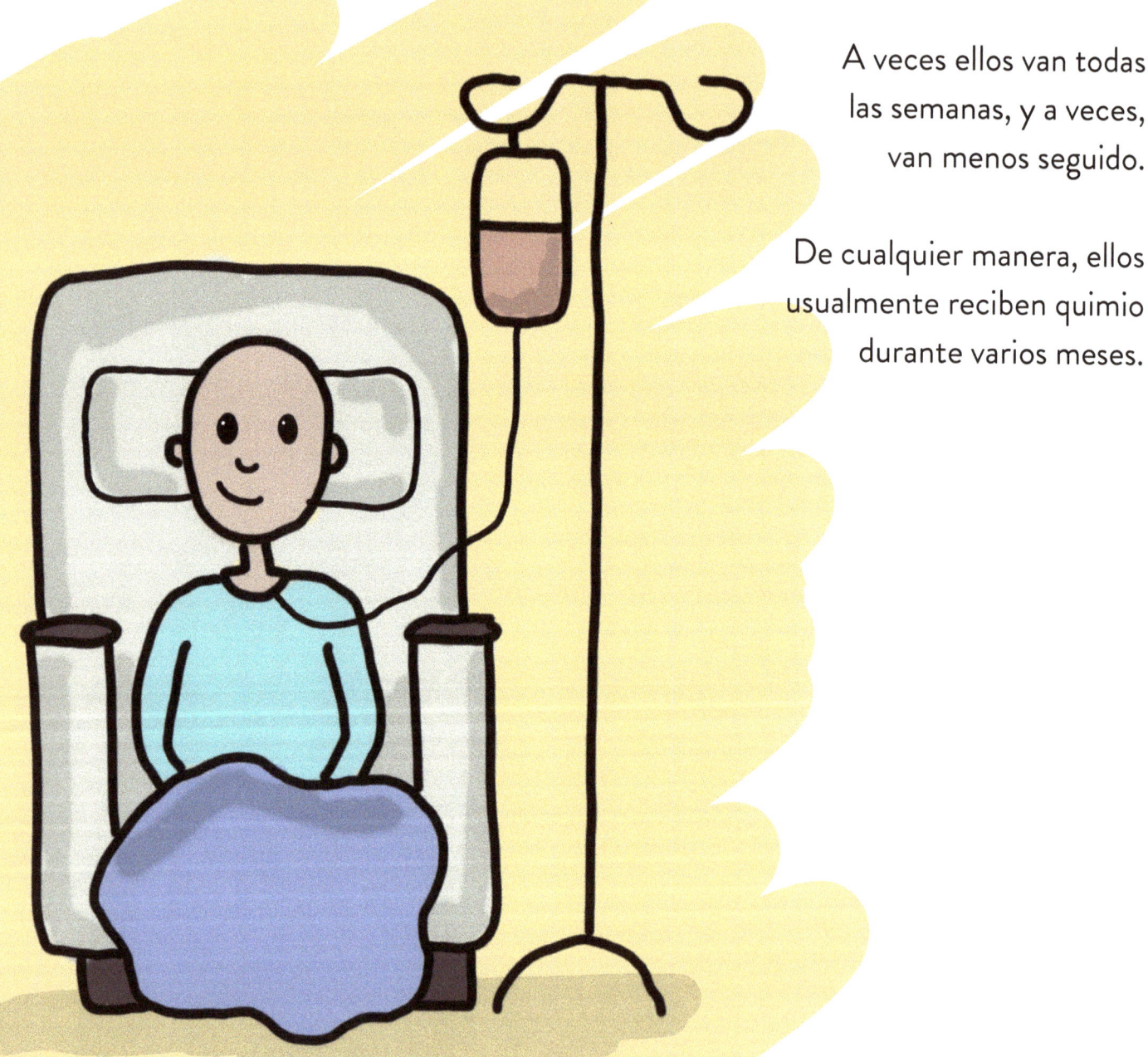

Todo esto le pone a Stuart un poco nervioso.
Él quiere saber - ¿que hay de mí?
¿Qué es lo que va a pasar?

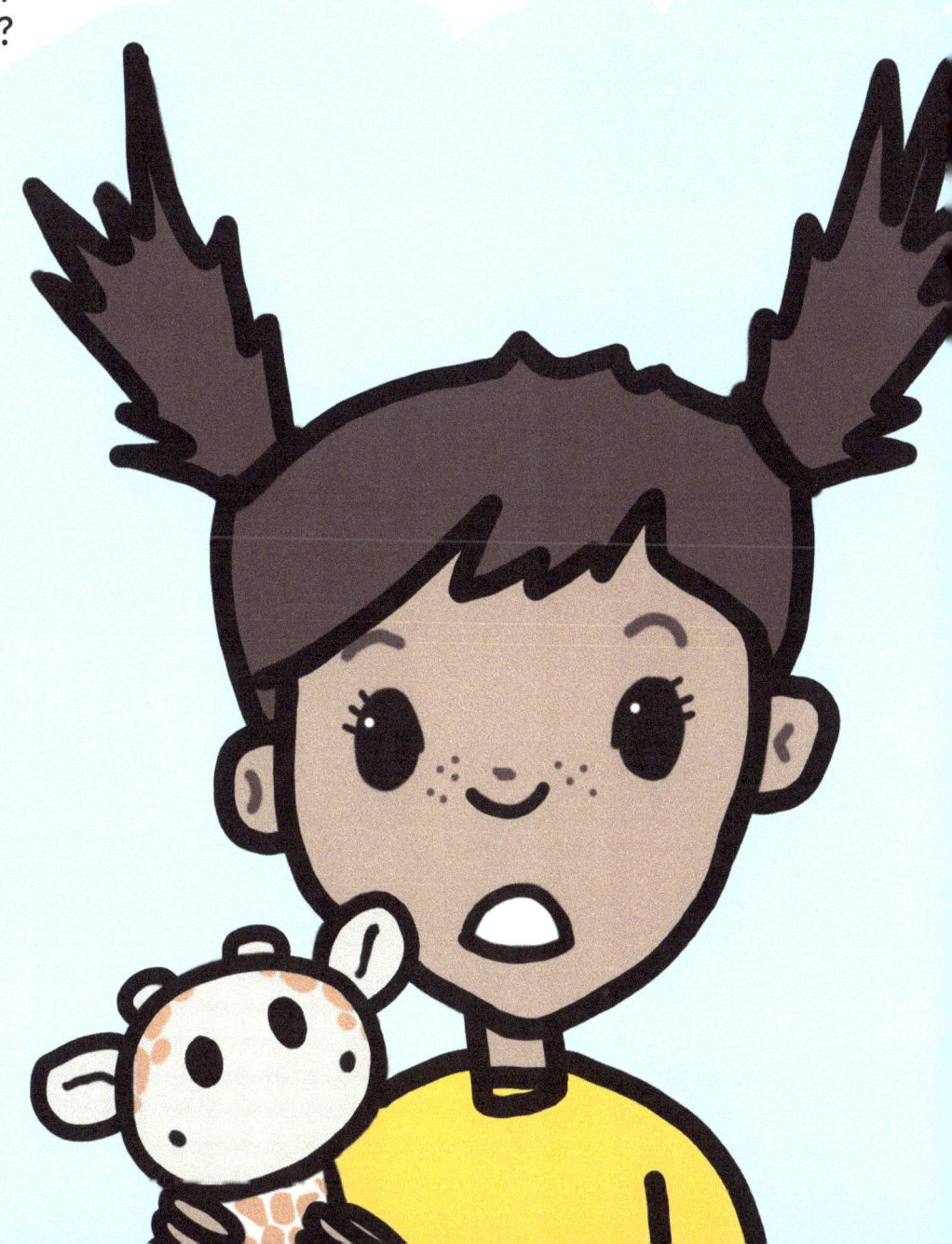

Algunos días, el medicamento no le molesta mucho a la persona.
Pueden caminar juntos o conducir juntos a otros lugares.
Hay muchas actividades que se pueden planificar.

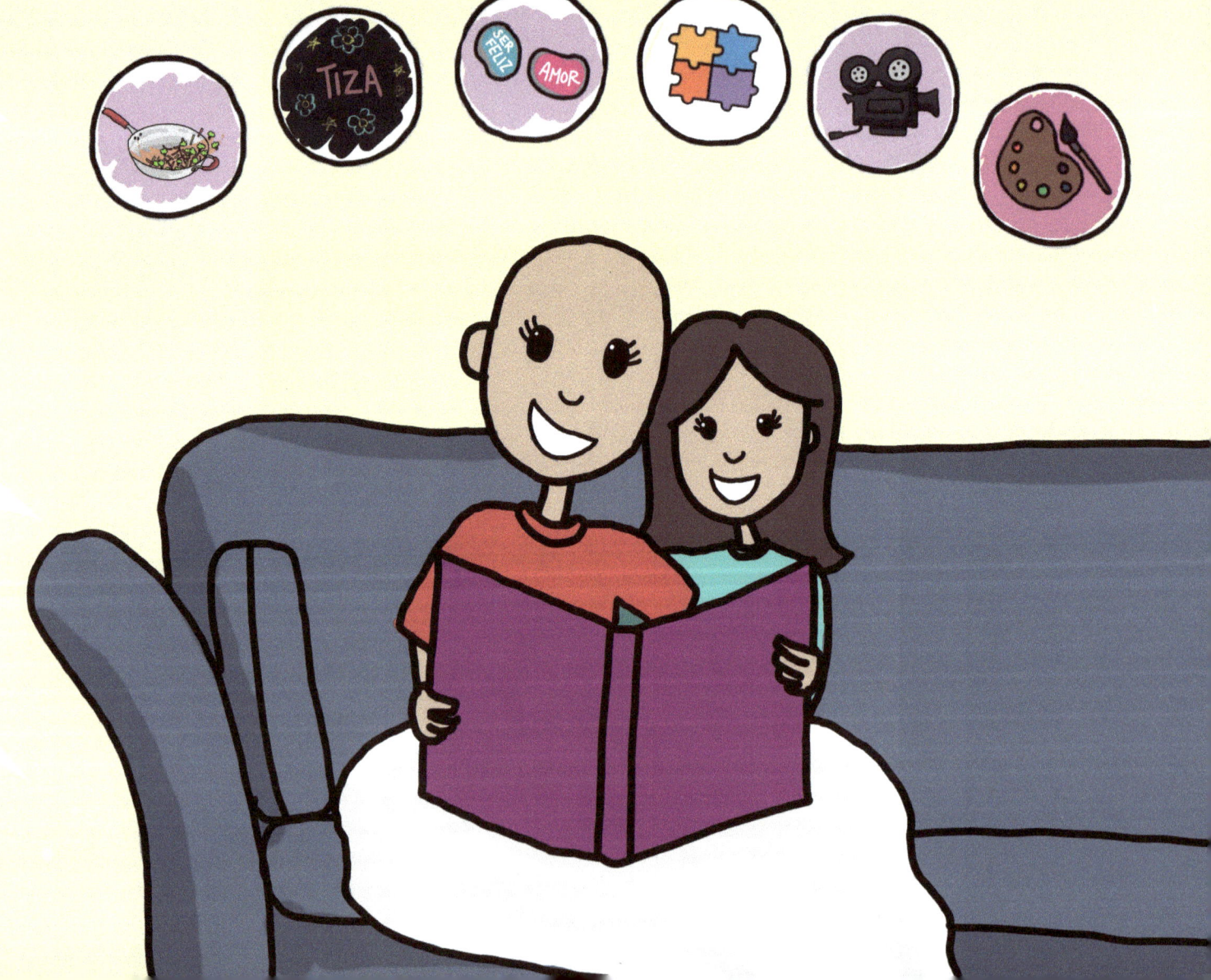

Pero otros días, el cuerpo de la persona le puede doler o sentirse cansado.
En esos días, es posible que la persona necesite hacer actividades tranquilas,
como ver una película - o puede que simplemente necesite dormir.

A veces, esto les da miedo a los niños. ¡Están acostumbrado a ver a la persona
fuerte y activa! El quimio hace que su cuerpo se sienta débil, pero por dentro
todavía están fuertes - solo cansados.

Las personas con cáncer
generalmente saben los días
en que no se sentirán bien,
entonces tu puedes planificar
las actividades dependiendo
de como ellos se sientan.

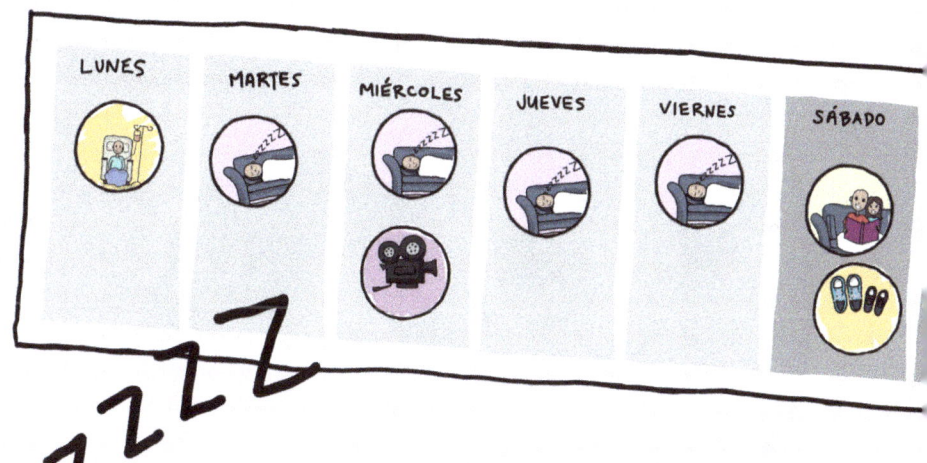

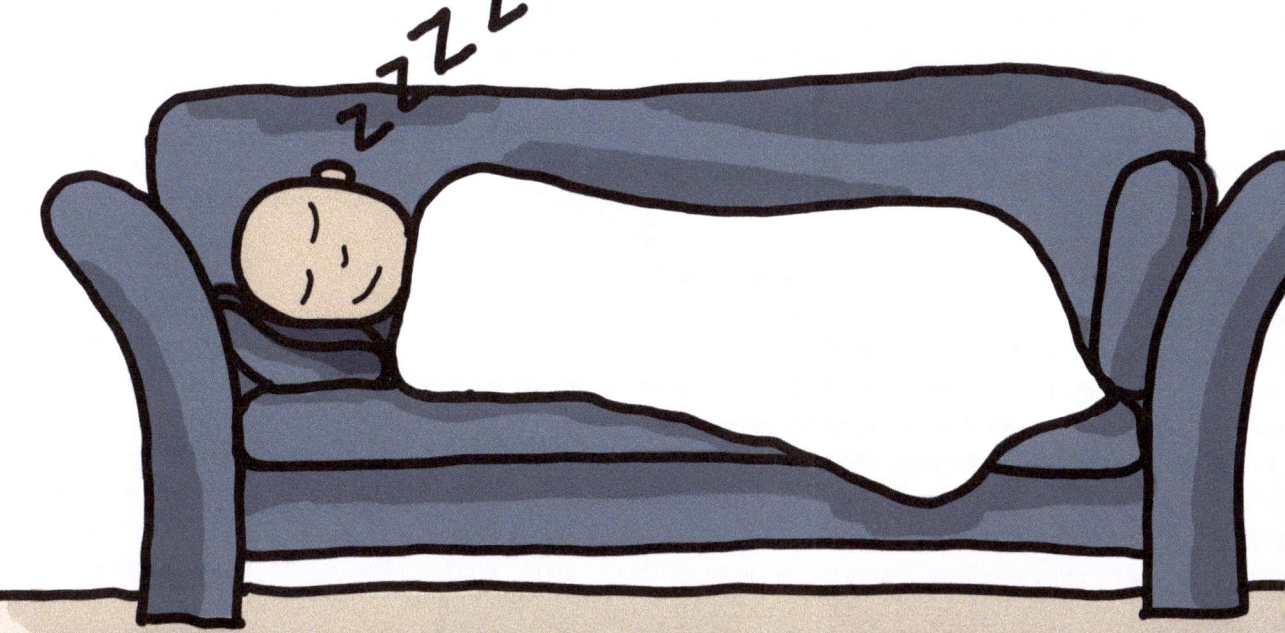

A veces, su cansancio puede ponerte triste o preocupado.
¡Está bien extrañar cómo solían ser las cosas! No sera así para siempre.
Desafortunadamente, no hay nada que puedas hacer para que el cáncer desaparezca por sí mismo. No hiciste nada para que apareciera (eso es imposible) y tampoco puedes detenerlo.

A veces, el cáncer significa que diferentes
personas te dejen o te recojan de la escuela,
o tengas que mantener silencio mientras
la persona con cáncer duerme.
Eso no es divertido, pero cuando
sabes qué es lo que se espera,
tampoco da miedo.

Algunas personas tienen un cáncer que desaparecerá para siempre.
Pueden dejar de tomar todos o la mayoría de los medicamentos y
simplemente ir a chequeos médicos.

Y algunas personas tendrán cáncer
por el resto de sus vidas.
Tendrán que tomar medicamentos o
recibir tratamientos para tratar de evitar
que el cáncer produzca más células descompuestas.

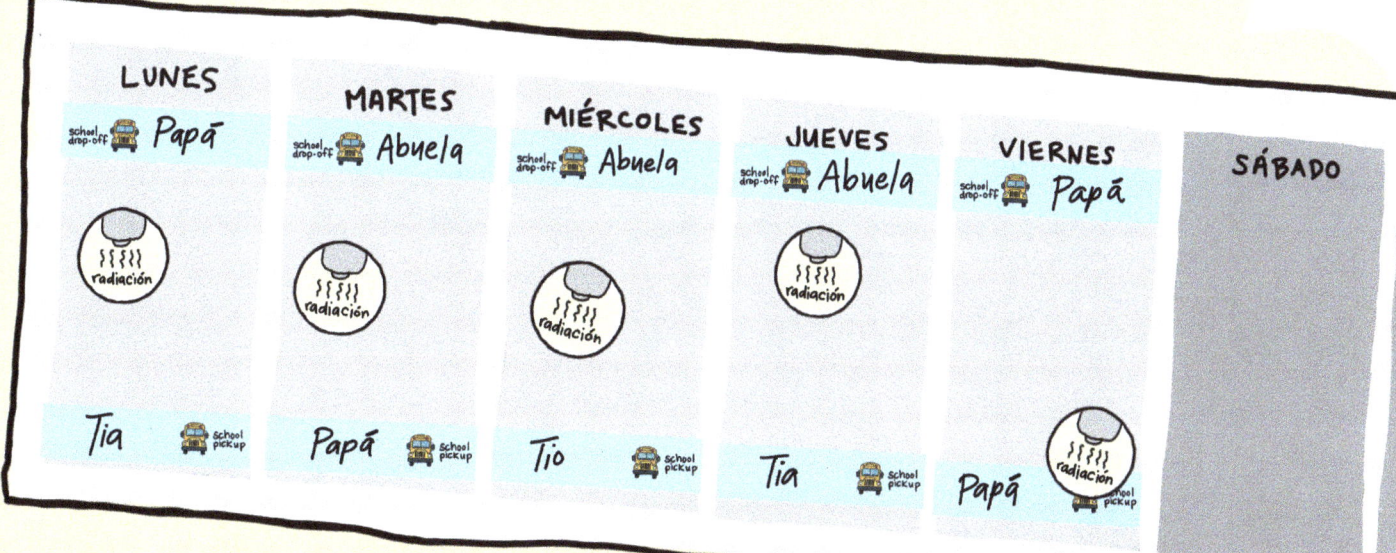

Cuando alguien tiene cáncer por el resto de su vida, puede haber momentos en los que se sienta cansado, ¡y muchas veces se sentirá bastante bien! Incluso podrían recuperar su cabello.

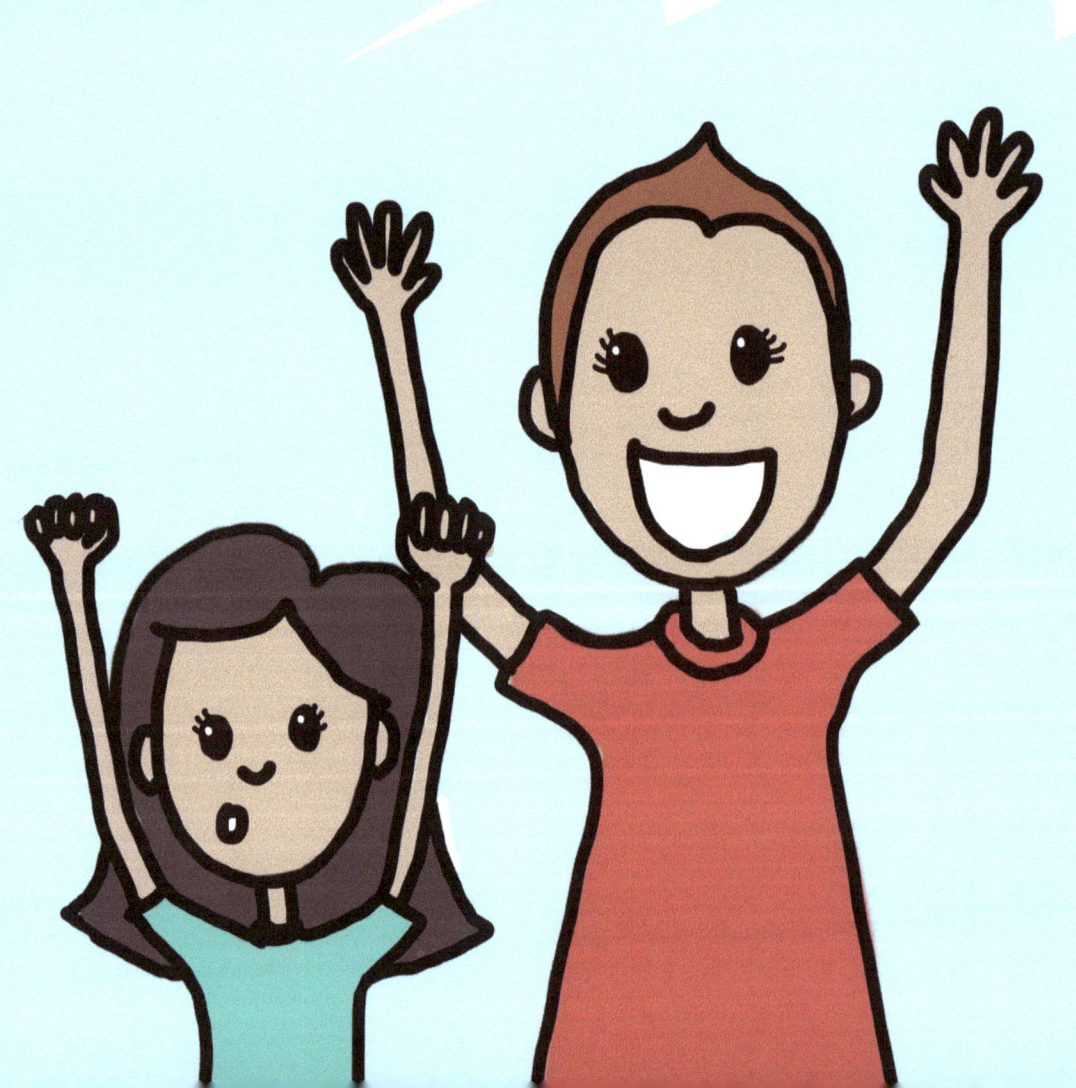

De cualquier manera, la persona irá al doctor para asegurarse de que el medicamento esté funcionando y siempre te dejará saber lo que dice el doctor.

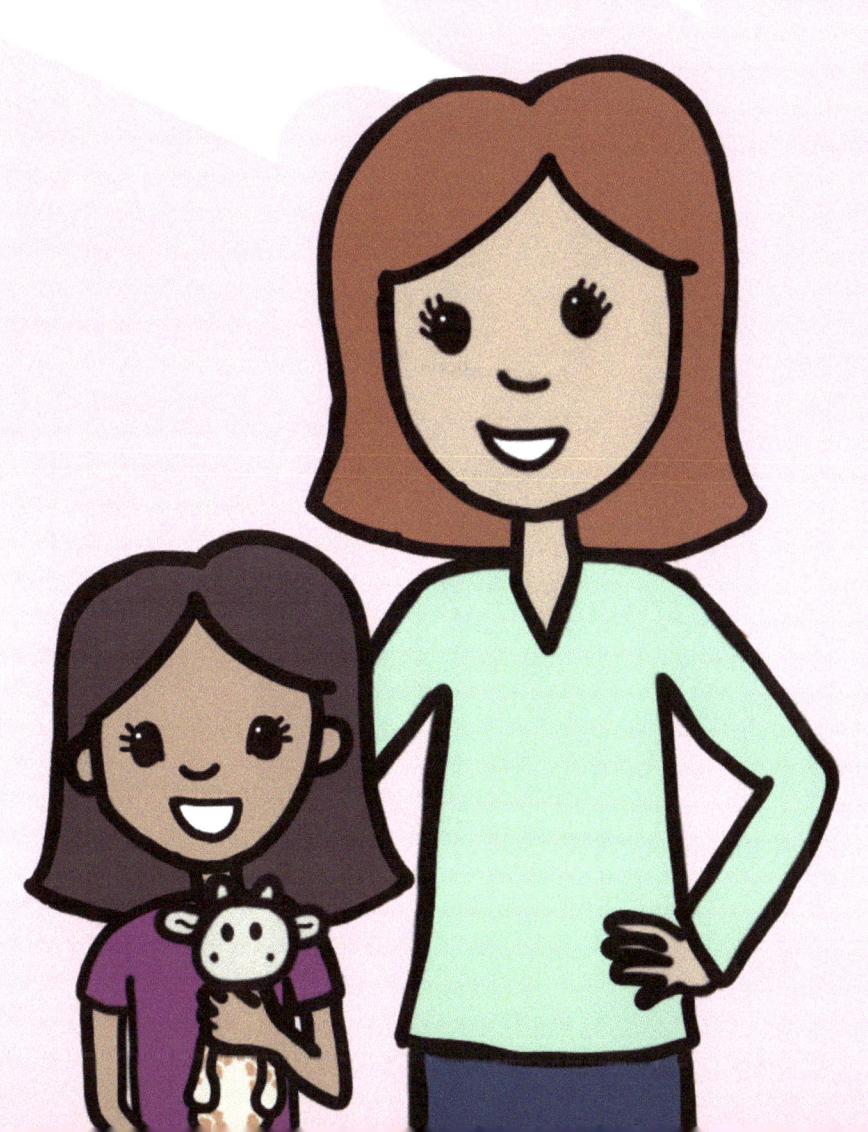

Stuart se siente mucho mejor ahora que sabe qué esperar.
Aunque nuestros días pueden ser diferentes, ayuda planificar nuestra semana
juntos para saber qué va a pasar en el futuro.

Podemos planear actividades, que estamos deseosos de hacer, como hacer
manualidades, ver una película o ir a la casa de un amigo a jugar.

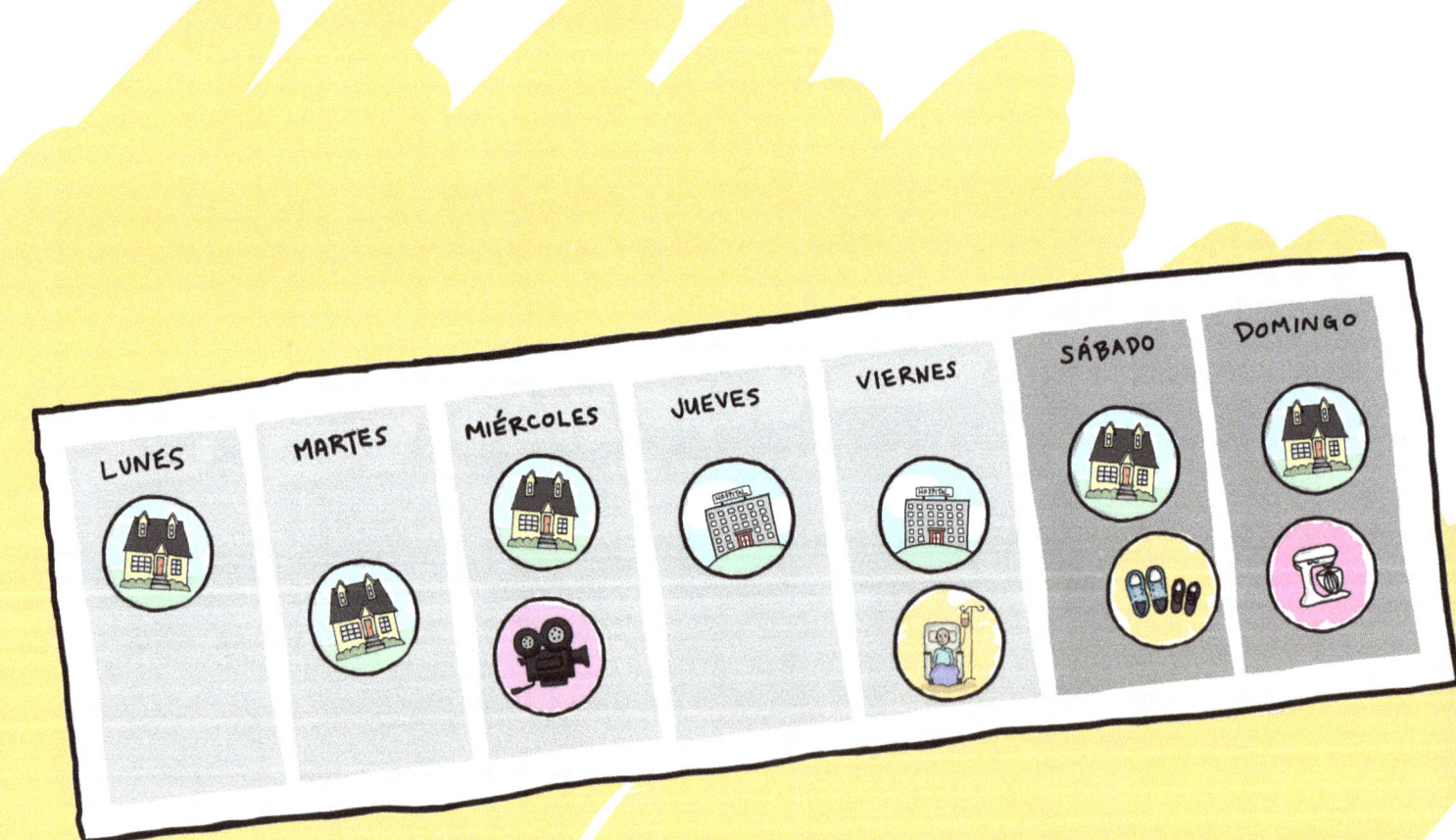

Y recuerda, es importante compartir cómo te sientes con un adulto. ¡Todos estos cambios pueden ser difíciles! Al planificar juntos un tiempo especial, tienes un momento en el que sabes que está bien hablar sobre tus sentimientos.

¡Podemos hacer las cosas difíciles juntos!

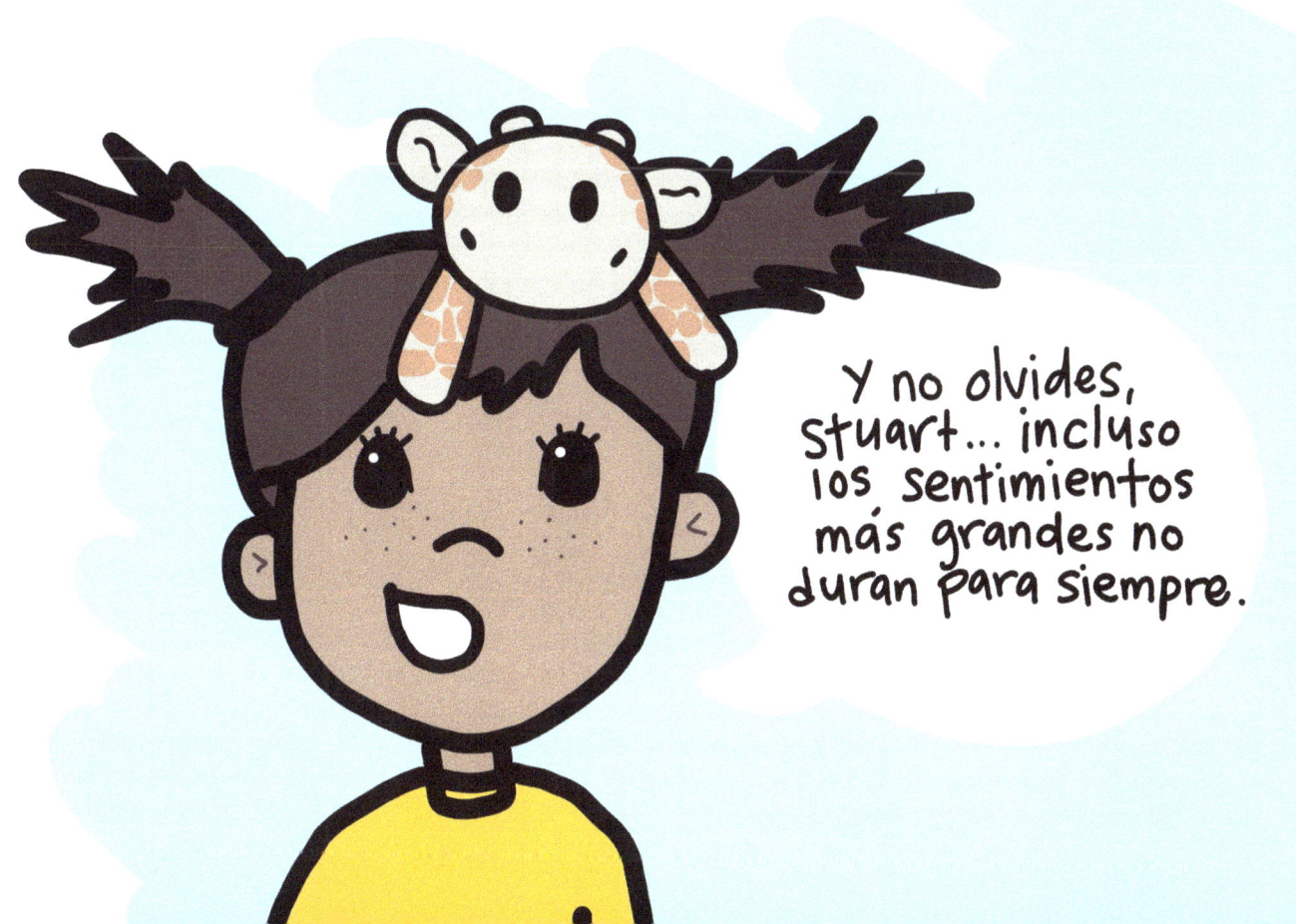

Y no olvides, Stuart... incluso los sentimientos más grandes no duran para siempre.

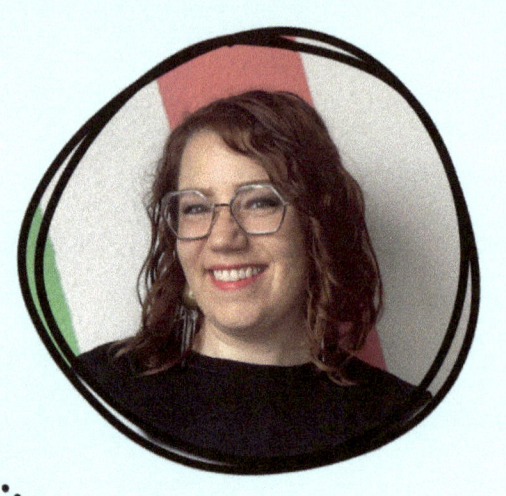

Hola, mi nombre es Sara, y también tenía cáncer.

Escribí este libro porque me gusta dibujar y ayudar

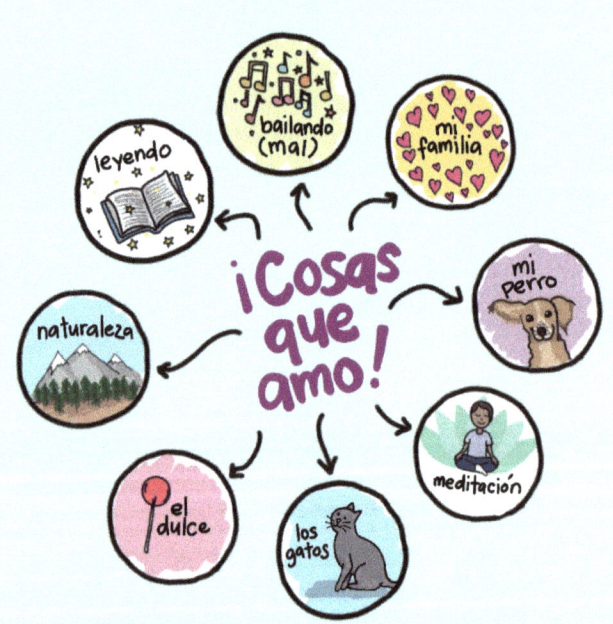

¡Cosas que amo!

leyendo

bailando (mal)

mi familia

naturaleza

mi perro

el dulce

los gatos

meditación

(Durante un tiempo no tuve cabello. Creo que mi cabeza tiene una forma encantadora.)

Vivo con mi hija, mi pareja, y nuestros gatos y perro. ¡me gustaría tener una cabra y llamarla Coliflor!

Hago todos mis dibujos en un iPad con un lápiz de Apple.

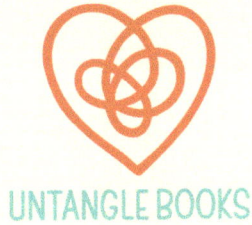

UNTANGLE BOOKS

Publicado por Untangle Books
untangle.com

ISBN: 978-1-7366114-9-4

Descargo de responsabilidad médica:
Este libro no pretende sustituir los consejos de los médicos. El lector debe consultar regularmente a un médico en asuntos relacionados con su salud y particularmente con respecto a cualquier síntoma que pueda requerir diagnóstico o atención médica.

Gracias por la traducción, Andrea Vasquez y Victoria Freile.

¿Quieres contarme algo?
¡Envíame una carta!

Sara Olsher
13203 SE 172ND Ave
Suite 166, #1121
Happy Valley, Oregon
97086